DE

L'ACTION PHYSIOLOGIQUE

ET THÉRAPEUTIQUE

DE LA FAMILLE DES CHLORURÉES

Extrait d'une communication
à la Société d'Hydrologie médicale de Paris

PAR

P. GUYÉNOT

DOCTEUR EN MÉDECINE DES FACULTÉS DE PARIS ET DE LONDRES

Secrétaire de la Sociétés d'Hydrologie médicale de Paris
Membre de la Société française de dermatologie de l'Hopital St-Louis
Médecin consultant à Saint-Gervais-les-Bains (Haute-Savoie.)

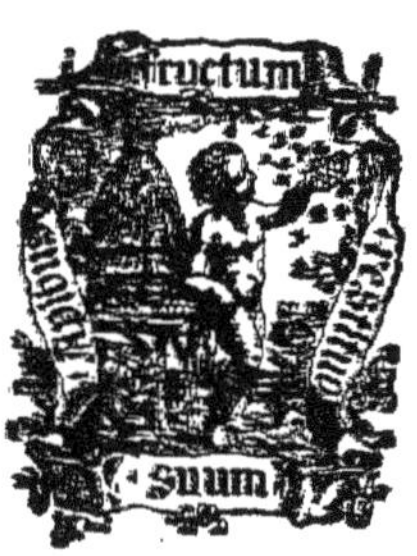

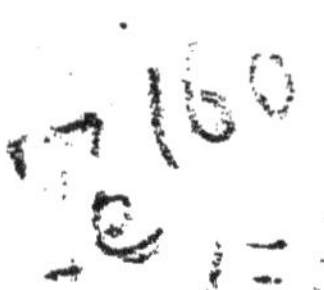

SOCIÉTÉ D'ÉDITIONS SCIENTIFIQUES
PLACE DE L'ÉCOLE-DE-MÉDECINE
4, RUE ANTOINE-DUBOIS, 4
PARIS
1892

AVIS AUX AUTEURS

SAINT-GERVAIS (Haute-Savoie)

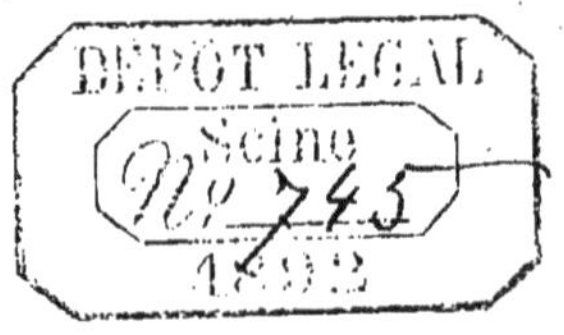

DE

L'ACTION PHYSIOLOGIQUE

ET THÉRAPEUTIQUE

DE LA FAMILLE DES CHLORURÉES

Avant d'étudier l'action physiologique et thérapeutique des différentes classes d'eaux minérales appartenant aux chlorurées, il nous a semblé nécessaire de passer rapidement en revue l'action sur l'organisme sain, et l'influence médicatrice du principe minéralisateur prédominant, le chlorure de sodium.

Le chlorure de sodium est indispensable à l'entretien de la vie ; c'est le principe qui est en plus grande quantité dans l'organisme humain. On le trouve dans le sang, la lymphe, la salive ; l'urine seule en contient de 3 à 8 grammes par litre et sur 100 parties de sels du sérum, il en représente 57. D'après Nothnagel et Rossbach cette préférence du chlorure de sodium pour les liquides explique son principal rôle dans les phénomènes d'absorption : cette manière de voir nous paraît d'autant plus vraie qu'il possède à un haut degré la propriété physique d'attirer à lui les substances dyalisables, surtout si elles sont légèrement acides. Le sel de cuisine est le constituant principal des cartilages, a dit Moleschott, le sang de l'homme en contient plus que celui des autres animaux.

Quand on supprime le chlorure de sodium de la nourriture de l'homme, il survient des phénomènes de chlorose ; il devient pâle, faible, languissant, il s'œdématie. — Barbier nous rapporte le fait suivant : Des seigneurs russes ayant, par économie, privé de sel leurs paysans, la santé de ceux-ci s'altéra notablement, ils devinrent hydropiques et albuminuriques. Pour leur rendre la santé on fut obligé de leur rendre le sel. — Ajouté au contraire en certaines proportions aux aliments, le sel de cuisine excite l'appétit, active la sécrétion salivaire et gastrique, facilite la dissolution des aliments et surtout des albuminoïdes ; tous les fermiers qui s'occupent d'élevage savent que les animaux auxquels on donne du sel, ont une santé florissante, le poil luisant et que la chair en est plus succulente. D'après Poggiale, le chlorure de sodium accroît la proportion des hématies et diminue la quantité d'eau (il agirait surtout en empêchant la destruction des hématies existantes). Barral a montré qu'un excès de sel de cuisine provoque l'expulsion par les reins, le poumon et la peau, des principes azotés de la détraphie histologique.

M. Plouviez dans le Bulletin de l'Académie des sciences dit : « J'ai insisté d'une manière toute particulière sur l'usage du sel marin comme fortifiant et comme puissant modificateur du sang, je répète l'avoir employé avec beaucoup d'avantages dans la scrofule, la chlorose, l'anémie, etc. »

Le sel de cuisine est donc non seulement indispensable à l'évolution normale des éléments histologiques, mais encore est un des reconstituants les plus énergiques. Lionel Beale a prouvé que l'hypochlorosodurie non seulement existait dans les affections chroniques, mais qu'on la voyait se produire d'une manière constante, dans les affections aiguës, au moment du processus inflammatoire.

La famille des Chlorurées a été divisée par M. Durand-Fardel en 4 classes : Chlorurées sodiques simples, Chlorurées sulfurées, Chlorurées bicarbonatées et Chlorurées sulfatées. C'est dans cet ordre que nous les étudierons.

CHLORURÉES SODIQUES SIMPLES

Action physiologique. — Dans cette classe se trouvent les eaux les plus fortement minéralisées. Leur minéralisation varie du reste dans de vastes limites, depuis Bourbon Lancy avec 1 gr. 8 jusqu'à Salies-de-Béarn avec la proportion énorme de 256 gr. de subtances salines par litre. Entre ces deux extrêmes, nous trouvons par ordre *décroissant* de minéralisation, le Hammam Mélouane (Algérie) 40 gr.; Salins (Jura) 27 gr.; Salins Moutiers 16 gr.; Balaruc 10 gr.; Bourbonne 7 gr. ; Lamotte-les-Bains 7 gr.; Bourbon-l'Archambault 4 gr.

En dehors du chlorure de sodium, certaines sources renferment aussi des bromures et des iodures en quantité notable parmi leurs éléments constitutifs. Ces précieux agents thérapeutiques par leur action résolutive sur le système glandulaire, sur tout le système des vaisseaux et des ganglions lymphatiques, par leur influence si puissamment sédative sur tout le système nerveux, tempèrent heureusement l'action parfois trop excitante de la médication chlorurée.

L'action des eaux chlorurées sodiques simples sur l'homme sain se résume dans les propositions suivantes :

Sur la peau, en compresses, elles produisent une excitation avec astriction des téguments. Cette stimulation des derniers ramuscules nerveux, lymphatiques et veineux, produit une congestion momentanée, avec chaleur et rougeur; mais pour obtenir des résultats plus nets, il faut ajouter à l'eau naturelle une certaine quantité d'eaux-mères, eaux-mères employées dans certains établissements, et qui n'est autre chose que l'eau de la source à un certain degré de concentration, et dont on a retiré une partie du chlorure de sodium. Cette addition d'eaux-mères à l'eau minérale naturelle, employée en bains, constituera ce que nous appellerons un bain à minéralisation graduée et augmentée, en opposition aux bains, où l'on ajoute une quantité variable d'eau de rivière à l'eau minérale, comme à Vichy, et que nous qualifierons de bains à minéralisation graduée et diminuée. Ces bains, à minéralisation graduée, rendent de très grands services, en permettant au médecin de proportionner la minéralisation à la sensibilité cutanée du malade, et aux différents cas particuliers. On augmente progressivement la quantité d'eaux-mères, sans dépasser toutefois, comme règle générale, le cinquième du volume total de l'eau. Passé un certain degré de concentration, plusieurs praticiens ont constaté que les effets produits n'étaient plus en rapport avec la minéralisation. Ne pourrait-on pas invoquer, dans ce cas, la densité trop grande du liquide qui viendrait entraver les phénomènes d'endosmose et d'exosmose cutanées? Cette hypothèse demande vérification.

Au moment de l'immersion dans l'eau minérale

additionée d'eaux-mères, on ressent une impression de froid plus prononcée, impression dont il est utile de prévenir le malade: n'étant pas averti, il pourrait trop réchauffer son bain et voir survenir promptement une rougeur intense de la peau, bientôt suivie de démangeaisons, de palpitations et même d'éblouissements.

Sous l'influence du traitement thermal par les chlorurées sodiques simples, le pouls prend plus de plénitude ; la peau, au sortir du bain, devient le siège d'un érythème fugace ; les urines sont claires et abondantes ; la respiration devient plus ample, les digestions se font plus activement. Mais si la minéralisation du bain a dépassé la tolérance du sujet, le pouls devient tendu, plus rapide ; la face se congestionne ; il survient de la pesanteur de tête, avec malaise général , douleurs articulaires et courbatures ;soubresauts dans les membres qui semblent indiquer un certain état de congestion rachidienne. Cette limite dans l'expérimentation physiologique doit être un enseignement dans l'application thérapeutique, et chaque fois qu'on verra poindre les accidents ci-énumérés, on devra suspendre ou diminuer l'énergie du traitement.

Prises à l'intérieur les eaux chorurées simples produisent un effet astringent sur l'intestin ; elles deviennent purgatives si on augmente les doses, et peuvent même, par un usage immodéré, être la cause d'entérites plus ou moins graves avec selles sanguinolentes. Faisons remarquer, toutefois, que cette classe d'eaux minérales est très difficile à faire accepter par la grande majorité des buveurs.

Les chlorurées sodiques simples, généralement froides, sont dans les meilleures conditions pour être artificiellement chauffées; aussi est-ce leur application en bains et en douches qui est le plus en usage dans les différentes stations.

Thérapeutique. — De l'action physiologique que nous venons d'étudier, ressortent très nettement les grandes indications des chlorurées simples. D'une façon générale elles agissent sur les maladies du sang, ou mieux sur les organes chargés de l'élaborer. Elles sont éminemment reconstituantes, et ont une action véritablement spécifique sur la scrofulose et le lymphatisme. — C'est ainsi que la scrofule, qu'elle ait des manifestations dans la peau, les muqueuses, les os ou les organes, guérit ou s'améliore par la médication chlorurée, mieux que par tout autre moyen. En général elle doit être prescrite toutes les fois qu'il semble urgent de favoriser un travail de renouvellement dans la nutrition.

Lorsque la manifestation morbide siégera sur les muqueuses, comme dans le coryza chronique, l'ozène, la conjonctivite, l'otite, etc., le traitement local, c'est-à-dire les lotions, les douches nasales, oculaires, les gargarismes, les injections, s'ajouteront au traitement général. Dans les tumeurs blanches, les caries osseuses, les trajets fistuleux devront particulièrement être injectés et surveillés ; dans les engorgements glandulaires avec ou sans suppuration, les compresses d'eaux-mères seront encore un utile adjuvant du traitement balnéaire proprement dit. C'est surtout chez les enfants et les adolescents qu'on obtient les résultats les plus concluants.

Le traitement par les chlorurées sodiques est aussi

indiqué dans les affections utérines, depuis les simples troubles de la menstruation jusqu'aux engorgements utérins et ovariques; et dans les fibrômes, on a obtenu depuis quelques années des résultats remarquables, au moins comme amélioration de l'état général, diminution des hémorrhagies et du volume de la tumeur. Les affections du système osseux de la période d'accroissement, les affections articulaires, la coxalgie, le mal de Pott peuvent subir une heureuse modification sous l'influence de ce même traitement.

La tuberculose est-elle une contre-indication formelle des eaux chlorurées sodiques simples? Nous ne le pensons pas, mais sous les réserves suivantes : toutes les fois que la maladie sera généralisée, ou localisée aux organes respiratoires, la médication chlorurée ne pourra être que funeste par le coup de fouet qu'elle imprime à tout l'organisme ; mais dans cet état particulier connu sous le nom d'imminence morbide, dans les tuberculoses locales, dans les tuberculoses osseuses, on en retirera les meilleurs effets thérapeutiques. On comprendra du reste l'action du chlorure de sodium sur cette diathèse, si l'on admet que scrofule et tuberculose ont une même identité d'origine, ce qui semble résulter des travaux les plus récents. En effet, le professeur Lannelongne a démontré la nature tuberculeuse des fongosités du tissu fibreux des tumeurs blanches, et prouvé que les abcès froids (abcès scrofuleux des auteurs) sont des kystes à parois formées par une membrane pyogénique, feutrée, épaisse, résistante et farcie de bacilles de Koch, qu'on avait le plus souvent vainement cherchés dans le pus; les adénopathies, autrefois considérées comme scrofuleuses, ont été reconnues, du moins certaines d'entre elles, comme étant de nature tuberculeuse ; il en est de même de la gomme scrofuleuse, où la présence du follicule tuberculeux a été démontrée par les travaux de Charcot, Friedlander, Grancher et Cornil. Le chlorure de sodium enfin est éliminé en quantité beaucoup plus notable par les tuberculeux : le Dr Gautrelet, dans un travail comprenant 26 observations, toutes concluantes et concordantes, a démontré que les tuberculeux perdent par les urines une quantité de chlorures qui dépasse de beaucoup l'excrétion normale, avec conservation de la dose physiologique des autres éléments de l'urine. Cette hypochlorurie, cause de déchéance de l'organisme, rencontre dans la médication chlorurée un agent thérapeutique des plus précieux, toutes les fois qu'on n'aura pas à redouter de résultats fâcheux de l'excitation inhérente à l'usage des eaux chlorurées sodiques simples.

CHLORURÉES SULFURÉES

Les eaux chlorurées sulfurées peuvent se diviser en deux groupes, suivant que leur mode d'action se rapproche plus ou moins des chlorurées simples ou des sulfurées. Uriage et Aix-la-Chapelle sont les deux stations appartenant à la même classe, où cette différence des effets physiologiques et thérapeutiques est la plus marquée. Nous donnerons le nom de chlorurées sulfurées, à dominante chlorure de sodium, aux premières, et de chlorurées sulfurées à dominante principe sulfureux, aux secondes.

ACTION PHYSIOLOGIQUE.

1° *Eaux chlorurées sulfurées, dont le chlorure de sodium est la dominante.* — Ces eaux produisent des effets analogues aux chlorurées simples, mais d'une intensité moindre, quoique stimulant le système nerveux d'une façon particulière. Prises en boisson, elles ne sont pas diurétiques, provoquent rarement la poussée, tandis que leur usage externe est fréquemment suivi d'éruptions ; en bains, elles ont une influence marquée sur la sécrétion rénale, la diurèse se prolongeant pendant 3 ou 4 heures ; elles augmentent la transpiration cutanée et la sensibilité de la peau ; employées intra et extra, elles favorisent les flux hémorrhoïdaire et menstruel ; en inhalations, elles agissent surtout, pour ne pas dire exclusivement, par leur principe sulfureux. On peut en général, et excepté chez les diabétiques, considérer l'apparition de furoncles comme un indice de saturation minérale.

2° *Eaux chlorurées sulfurées, dont le principe sulfureux est la dominante.* — Ces eaux produisent une excitation générale beaucoup moins prononcée que les précédentes ; elles sont remarquables à cet égard, ainsi que par l'absence de poussée qui peut être considérée comme une règle générale, n'offrant que fort peu d'exceptions. Elles activent la circulation, la fréquence du pouls, sont diaphorétiques et diurétiques à un haut degré, faisant rapidement disparaître l'acide urique en excès dans les urines : lorsque ces deux derniers effets sont très marqués, la constipation survient généralement ; elles sont au contraire laxatives dans le cas contraire. Employées en douches elles augmentent la chaleur de la peau et la font rougir, sans toutefois amener d'éruption, ayant un véritable effet tonique sur les téguments et les rendant moins sensibles aux brusques changements de température.

THÉRAPEUTIQUE

1° *Eaux chlorurées sulfurées, dont le chlorure de sodium est la dominante.* — Comme les chlorurées simples elles sont utiles dans le lymphatisme et la scrofule, mais plus particulièrement indiquées dans les manifestations muqueuses de ces deux diathèses. Leur emploi donne de bons résultats dans les dermatoses, soit syphilitiques, soit d'origine scrofuleuse. Quand elles sont hyperthermales, elles rencontrent une nouvelle application dans les affections rhumatismales ; elles semblent enfin avoir une action spéciale sur la syphilis, surtout aux deux premiers degrés.

2° *Eaux chlorurées sulfurées, dont le principe sulfureux est la dominante.* — La diathèse rhumatismale est leur indication principale avec les paralysies et névralgies qui en dépendent, mais surtout, quand à leur minéralisation se joint une haute thermalité. On en a retiré d'excellents résultats dans les cas d'atrophie musculaire localisée ; dans les paralysies à la suite d'intoxications métalliques (plomb, mercure, arsenic) ; dans les dermatoses à forme vésiculeuse et pustuleuse, dans les ulcères atoniques, et les fistules entretenues par la présence d'un séquestre ou d'un corps étranger.

Les chlorurées sulfurées sont contre-indiquées dans les affections organiques du cœur et des gros vaisseaux, et dans toutes les maladies où une action congestive sur un des organes importants de l'économie est à redouter : cependant dans les lésions valvulaires d'origine rhumatismale, et d'après Gerdy, Lambron et d'autres, on obtiendrait de bons résultats et même des guérisons.

CHLORURÉES BICARBONATÉES

Action physiologique. — Ces eaux dont le chlorure de sodium est presque toujours le principe prédominant, jouissent des propriétés générales des chlorurées simples ; mais la présence des bicarbonates, du bicarbonate de soude le plus fréquemment, leur imprime un caractère particulier qui les rend utiles dans certaines affections, où la médication alcaline a besoin de l'adjonction d'une médication reconstituante spéciale, comme chez les sujets à tempérament lymphatique. Il est du reste très difficile de se rendre compte scientifiquement de l'action physiologique des eaux contenant plusieurs principes minéralisateurs en quantité à peu près égale (Polymétallites de Rotureau). — Dans cette classe d'eaux minérales, des sources de composition à peu près semblable produisent des effets physiologiques et thérapeutiques différents. Voici cependant les effets les plus généraux résultant de leur usage : Ingérées à doses faibles et moyennes, elles produisent de la constipation ; à doses plus fortes, de la diarrhée ; elles sont habituellement diurétiques, facilitent la digestion, rendent la bile plus liquide et préviennent la formation de calculs de cholestérine. Sous leur influence on voit quelquefois survenir des phénomènes de congestion encéphalique et médullaire, qui doivent attirer l'attention ; un certain trouble de la mémoire, des fourmillements dans les membres, des vertiges, des étourdissements en sont les symptômes prémonitoires. Le mode d'emploi a une très grande importance, et fait varier dans de larges limites les effets qu'on peut obtenir.

Quelques sources de cette classe, et dont la Bourboule forme le type le plus frappant, renferment de l'arsenic au nombre de leurs principes minéralisateurs, et pour certaines d'entre elles l'action médicatrice principale en dépend. Au sujet de la présence de l'arsenic dans les eaux minérales, faisons remarquer qu'on peut ingérer sans accident une quantité d'eau arsenicale renfermant une dose d'arsenic toxique prise en nature. Il faut, pour produire l'empoisonnement à l'aide de l'eau minérale, une quantité de principe actif beaucoup plus grande que si ce même principe actif était introduit dans l'économie en solution artificielle.

Les eaux chlorurées arsenicales en boisson produisent habituellement de la constipation, avec soif et inappétence, ce qui contraste avec l'accroissement de l'embonpoint. Sur la peau, elles provoquent une sensation de chaleur avec démangeaisons, et la poussée thermale, bientôt suivie du blanchiment de la surface cutanée, est d'observation commune. Du côté des voies respiratoires leur emploi amène fréquemment, et surtout au début de la cure, une congestion irritative des muqueuses ; enfin, d'après le Dr Nicolas de la Bourboule, les eaux arsenicales ont une action restauratrice de la gangue mammaire.

Thérapeutique. — Stimulantes des fonctions digestives, les chlorurées bicarbonatées ont une action élective sur les troubles de la digestion reconnaissant pour cause l'existence d'une dyspepsie acide et flatulente ; elles sont indiquées dans les affections catarrhales (blépharites, conjonctivites, leucorrhée, etc.) et les dermatoses procédant d'un vice scrofuleux ou rhumatismal ; la gravelle, les calculs du rein rentrent aussi dans la sphère d'activité de ces eaux à la fois diurétiques et reconstituantes ; dans le diabète et la glycosurie, elles diminuent d'une façon certaine la quantité de sucre contenu dans les urines. La diathèse rhumatismale en retire aussi de bon résultats, mais surtout aux stations à thermalité élevée.

Les chlorurées bicarbonatées arsénicales possèdent une action curative spéciale dans les manifestations cutanées eczémateuses, dans les fièvres intermittentes paludéennes et les accidents qui en sont la suite, dans les différentes manifestations de la scrofule. Elles combattent d'une façon toute particulière l'état cachectique causé par les affections pulmonaires, le diabète, la malaria, l'anémie, etc. ; elles conviennent enfin aux convalescents, aux débilités et aux organisations chétives.

CHLORURÉES SULFATÉES

Action physiologique. — Cette classe d'eaux minérales est fort peu représentée en France, et là, comme pour les chlorurées bicarbonatées, l'étude physiologique est très difficile, en raison de la multiplicité des principes fixes qu'elles contiennent, l'effet produit variant nécessairement suivant les principes minéralisateurs prédominants.

Brides et Saint-Gervais sont les deux stations de cette classe les plus connues en France. La constitution chimique de ces eaux est très analogue quant aux principes fixes, mais il n'en est plus de même si nous considérons l'élément gazeux. Alors qu'à Brides nous ne remarquons aucun gaz en quantité notable, nous trouvons des traces d'acide sulfhydrique dans deux des sources de Saint-Gervais, et 3 cc.04 par litre de ce même gaz dans la source du Torrent. Une certaine quantité d'azote et d'acide carbonique se dégage de plus de ces trois sources et la présence de ces principes joue un rôle important dans leur spécialisation thérapeutique.

Sur le tube digestif les phénomènes produits ont une grande analogie aux deux stations, et en général à toutes les stations de cette classe. L'eau ingérée à doses considérables, 4 ou 5 verres, le matin à jeun, et à intervalles rapprochés, provoque la diurèse ; à petites doses, augmentées graduellement jusqu'à 4 ou 5 verres par jour, pris à de longs intervalles, elle produit d'abord un peu de constipation, puis un effet laxatif devenant purgatif, si on dépasse la susceptibilité du malade.

En bains, l'action physiologique varie ; à Brides elle n'a rien de spécial ; à Saint-Gervais elle est éminemment sédative, si l'immersion ne dépasse pas 20 minutes : elle est au contraire excitante au-delà de cette durée.

Thérapeutique. — L'indication principale, comme

application générale des chlorurées sulfatées, peut se résumer dans la congestion des organes du bassin, certains troubles de l'appareil digestif dépendant surtout de l'altération de sécrétion des premières voies digestives, et la constipation, où leur usage ne débilite pas comme celui des cathartiques. Ces eaux sont en outre, par le chlorure de sodium et le fer que certaines d'entre elles comprennent, au nombre de leurs principes minéralisateurs, légèrement toniques et reconstituantes.

D'après le Dr Philbert, l'application thérapeutique la plus intéressante des eaux de Brides se trouverait dans le traitement de l'obésité.

Si, comme à Saint-Gervais, aux principes salins vient s'ajouter la présence d'un principe sulfureux et des gaz, azote et acide carbonique, le champ d'application augmente considérablement. En effet l'action sédative, action due probablement pour une large part à la présence de l'azote, se joint alors aux propriétés diurétiques et laxatives, et aux propriétés générales des sulfureuses faibles, pour créer une spécialisation nouvelle : le traitement de certaines dermatoses, surtout celles à forme subaiguë, et d'une façon toute particulière cette dermatose si fréquente, l'eczéma, toutes les fois, d'après M. Hardy, qu'elle ne dépend pas d'un vice scrofuleux.

La diathèse herpétique, avec ses manifestations multiples soit cutanées, soit laryngiennes, pharyngiennes ou bronchiques, est aussi du ressort de Saint-Gervais. M. Durand-Fardel a montré les excellents résultats qu'on en peut retirer dans l'intertrigo, et particulièrement dans l'intertrigo du pli mammaire chez les femmes obèses.

Il n'est pas dans la nature de cette communication, que nous avons bornée à un résumé des indications générales, de nous étendre plus longuement sur l'action spéciale des eaux de Saint-Gervais : faisons remarquer pour terminer qu'avec un peu de surveillance dans le traitement elles produisent très rarement la poussée, et qu'elles sont contre-indiquées dans les affections cutanées, qui exigent une poussée violente vers la peau, ainsi que celles accompagnées d'un état cachectique profond.

Paris. — Imprimerie F. Levé, 17, rue Cassette.

SALINS-DU-JURA

Les eaux *chlorurées sodiques fortes* de Salins-du-Jura sont en outre fortement *bromurées*, et deux fois plus minéralisées que les eaux de Kreuznach, la station allemande si réputée. Aussi, depuis quelques années, Salins voit-il accourir pendant la saison toute une colonie, où les enfants sont en majorité, enchantée de trouver ainsi, à sept heures de Paris, une cure qu'elle allait chercher autrefois si loin au delà du Rhin.

Salins réussit surtout dans l'*ozène*, le *catarrhe nasal*, *oculaire*, *utéro-vaginal*; la *phtisie torpide*, l'*anémie* et la *chlorose*, sous toutes leurs formes; le *lymphatisme*, le *rhumatisme noueux* et *chronique*, la *goutte atonique*, la *spermatorrhée* et l'*incontinence d'urine*, les *corps fibreux de la matrice*; la *cachexie syphilitique*, le *rachitisme*, certaines *paralysies rhumatismales* et *dipthéritiques*, et enfin les *paraplégies* ayant pour origine la *myélite chronique* et le *mal de Pott*.

L'eau de Salins, déjà si riche par elle-même, peut encore être minéralisée autant que l'exigent les divers cas, par l'adjonction soit des *eaux mères*, soit des *sels* extraits de ces eaux.

L'établissement thermal est de premier ordre : il renferme de nombreuses cabines pour bains, une piscine remarquable à eau courante et chauffée, et un ensemble hydrothérapique complet. Un *hôtel* somptueux et un *casino* y sont attachés : les baigneurs trouvent en outre à Salins toutes les ressources d'une ville de 7,000 âmes, située dans la partie la plus pittoresque du Jura français.

On se rend de Paris à Salins en sept heures, par la ligne P.-L.-M., ligne de Pontarlier.

OUVRAGES DU MÊME AUTEUR

La Dengue et l'Influenza. — Journal de médecine de Paris (1889).

Eaux minérales naturelles autorisées de France et d'Algérie. — Leur analyse, leurs applications thérapeutiques (en collaboration avec Ed. Egasse) avec une préface de M. Dujardin-Beaumetz, membre de l'Académie de Médecine. — Grand in-8° de 600 pages. — Paris 1892. — Société d'éditions scientifiques. Prix : **7** fr. **50**.

CONTRIBUTION A L'ÉTUDE DES PROPRIÉTÉS THÉRAPEUTIQUES ET TOXIQUES

DU CONDURANGO ET DE LA CONDURANGINE

Par le Dr GUYENOT-OUTHIER

Grand in-8 de 72 pages. Paris, 1889.......... **2** francs.

L'auteur insiste sur le fait que les infusions aqueuses de l'écorce du *condurango blanco*, la seule qu'on doive employer à l'exclusion des autres portant également le nom de condurango, ne renferment que peu de principe actif. Il faut donc avoir recours à la poudre ou aux préparations alcooliques. Ce principe actif paraît être un mélange de glucosides auquel Kobert a donné le non de *condurangine*.

Cette condurangine est un poison nerveux produisant ses effets toxiques à longue portée, c'est-à-dire dix-huit à vingt-quatre heures après son introduction dans l'économie; ils se manifestent par l'incoordination des mouvements, la difficulté et même l'impossibilité de se tenir debout et *a fortiori* de marcher. En même temps, il y a exagération des réflexes.

L'auteur considère l'écorce de conduraugo comme un stomachique ; il pense que les améliorations que l'on a constatées parfois chez des malades atteints de cancer de l'estomac prouvent seulement une erreur de diagnostic.

Revue de Médecine, janvier 1891.

Pour recevoir ces ouvrages *franco* adresser un mandat à M. le Directeur de la Société d'Editions scientifiques.

Paris. — Imprimerie F. Levé, rue Cassette, 17.

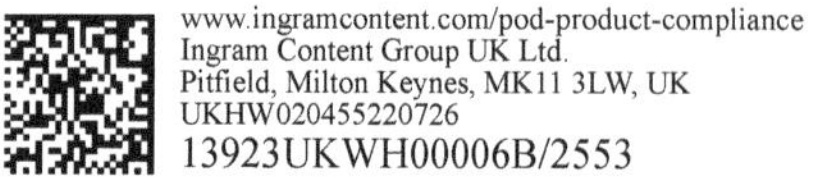
www.ingramcontent.com/pod-product-compliance
Ingram Content Group UK Ltd.
Pitfield, Milton Keynes, MK11 3LW, UK
UKHW020455220726
13923UKWH00006B/2553

9 782019 269111